CHAMP

Technique moderne de
Soin crânien indien traditionnel
pour le bien être de tous

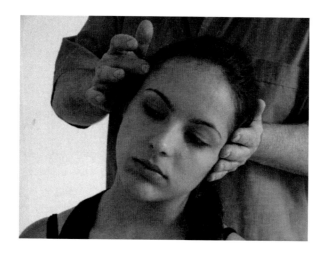

Emmanuel ASTiER **(Nat PhD UK)**
Naturopathe (Nat Phd uk)
Praticien certifié en Champissage
Praticien en thermo auriculothérapie
Praticien en thermo auriculothérapie énergétique ©
Maître - Praticien de Reiki
Formateur/ Auteur

A propos de l'auteur :

Je suis né à Montélimar, dans la Drome.
En parallèle à une carrière à l'international, j'ai
développé mon intérêt pour les médecines douces,
les méthodes de bien être énergétiques et le Reiki.
En commençant par suivre les cours du Professeur
Passebecq au CEREDOR en 1990 pour ne plus
arrêter d'étudier jusqu'à l'obtention de mon diplôme
en Naturopathie (Phd) à Londres.
Je suis de plus qualifié en Thérapie thermo
auriculaire (les bougies d'oreille) ; massage
Champissage (Indian head massage) ; hygiène vitale
et alimentation saine (ceredor) ; et j'ai reçu les
initiations de Maitre / Enseignant de Reiki-Seichem
TeraMai © et Reiki Usui Shiki Ryoho .
Aujourd'hui, je reçois en conseil de bien être et santé
au naturel à Montélimar, à l'Espace bien être et
harmonie © dont je suis le créateur.
Je me déplace aussi en entreprise, et j'organise des
ateliers et des stages de formation pour promouvoir
le bien être au naturel tant au niveau physique , que
émotionnel et spirituel .
Enfin, je suis l'auteur de plusieurs ouvrages,
soucieux de partager mon expérience et d'apporter le
bien être au plus grand nombre.
Je suis l'auteur, entre autre du livre « Bougies
thermo-auriculaires, méthode naturelle de bien être et
santé pour toute la famille.

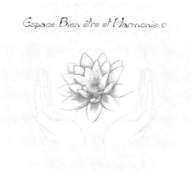

AVERTISSEMENTS :

Conformément à la législation en vigueur, les techniques de Soin appelées communément « massage » pratiquées et décrites dans cet ouvrage, ne sont associées à aucune technique de kinésithérapie, ni à aucune technique médicale, ni à aucune gymnastique de rééducation et ne remplissent sur la peau ou les muscles en aucun cas les fonctions liées aux massages de kinésithérapie. (Article 1er du décret n°96-879 du 8 octobre 1996).

De plus, l'auteur de ce livre se veut un lien de promotion des techniques de bien-être, de relaxation et de soins détentes par les méthodes naturelles holistiques et ne saurait en aucun cas pratiquer un diagnostique médical ou remplacer l'avis de votre médecin traitant.

Le Soin de détente « Champissage » est une technique traditionnelle issue de l'Ayurveda, transmise en Inde, de génération en génération.

Introduction :

L'art du massage détente et plus particulièrement du Soin traditionnel Champissage a toujours eu une part importante dans la vie des familles indiennes.

Le massage traditionnel Champissage tel qu'on le connaît actuellement est une évolution de diverses pratiques indiennes faisant partie intégrante de rituels familiaux, vieux de plus de 4000 ans.

Même s'il n'est pratiqué seulement que sur la partie supérieure du corps (tête, cou, nuque, épaules et bras), il est clair que ces techniques appliquées en séquences, collectivement ou de manière individuelle, représentent une méthode anti Stress (que l'on qualifierait aujourd'hui de Holistique ou globale) bénéfique pour l'ensemble de notre être aussi bien au niveau physique, que mental, et émotionnel.

Le succès énorme que rencontre le massage Champissage dans les pays « anglo saxons » (principalement le Royaume Uni, mais de plus en plus les USA, le Canada, l'Australie, la Nouvelle Zélande) vient des liens qui unissent ces pays au continent indien par delà l'histoire et il n'est que juste retour aujourd'hui de constater que le massage traditionnel Champissage et l'Ayurveda dont il est issu, conquièrent à leur tour les pays du monde occidental pour les emmener vers une nouvelle philosophie de bien être reconnue jusque dans leurs universités, hôpitaux , mais aussi hôtels et club de sport, ce qui en fait une des techniques de bien être holistique les plus pratiquées et étudiées aujourd'hui.

Histoire et développement du massage Champissage :

L'Ayurveda est le plus ancien système de maintien en santé au monde, il est traditionnellement défini comme une science de la longévité recherchant avant tout la promotion de la santé, du bien être et de la beauté par des méthodes naturelles.
Les plus vieux textes ayur-védiques retrouvés, datant de plus de 4000 ans, parlaient déjà des Soins Champissage comme de techniques favorisant l'équilibre et le bien être holistique.
Du point de vue ayur-védique le bien être et la santé font partie intégrante de l'épanouissement nécessaire à l'Homme aux niveaux physique, émotionnel, spirituel ne pouvant être atteint que par l'harmonisation des trois Doshas.
Doshas signifie en sanskrit « ce qui change ». Car les doshas dansent entre eux comme dans un ballet harmonieux en un mouvement perpétuel.

Les doshas sont les forces de vie primaire ou humeurs biologiques. Ils sont présents dans tout organisme vivant et leurs dynamiques créent la vie.

Ether + Air = VATA

Vata est le mouvement, il est la première humeur. Ses qualités ou attributs sont : FROID, LEGER, IRREGULIER, IMMOBILE, SUBTIL, RUGUEUX. Vata gouverne les 2 autres humeurs qui sont incapables de mouvement sans son intervention. Il est responsable des fonctions organiques et physiques en général. Il gouverne le mouvement, l'énergie, le souffle, le système nerveux et les 5 sens. Il règle les réactions émotionnelles de peur, de nervosité, d'anxiété et de douleur. Il permet l'adaptabilité mentale et la compréhension. Il est le Prana, la force basique qui apporte l'énergie.

Son site premier est dans le colon, puis, dans les cuisses, les hanches, les oreilles, les os. Ces qualités se retrouvent dans le fonctionnement du corps.

Un excès de vata peut causer de l'irritation nerveuse, de l'hypertension, des gaz et de la confusion, de l'atonie, des congestions et de la constipation.

Feu + Eau = PITTA

Pitta est composé de 2 forces opposées, l'eau et le feu, ce qui évoque la transformation. Elles ne peuvent se transformer l'une en l'autre mais se moduler et possèdent la vitalité nécessaire au processus de vie. Pitta, la transformation représente les enzymes qui digèrent la nourriture ainsi que les hormones qui règlent notre métabolisme. Dans notre esprit, Pitta est la force qui donne les impulsions électriques des pensées. Trop de pitta peut causer un ulcère, des déséquilibres hormonaux, des irritations cutanées comme l'acné ou de la colère. Pas assez de pitta apporte l'indigestion, le manque de discernement et un métabolisme ralentit.
Ses attributs sont : HUILEUX, POINTU, PENETRANT, CHAUD, LEGER, ODEUR DESAGREABLE, MOBILE, LIQUIDE.
Sa situation dans le corps est en premier, dans l'intestin grêle, puis, l'estomac, la sueur, les glandes sébacées, le sang, la lymphe et les yeux.

Eau + Terre = KAPHA

Kapha est l'équilibre entre l'eau et la terre. Kapha est structuré et lubrifié. Il forme les cellules qui construisent nos organes et les fluides qui nous nourrissent et nous protègent. Trop de kapha cause un excès de mucosité, des sinus bouchés, des congestions dans les poumons ou le colon. Dans l'esprit, cela crée de la rigidité, des idées fixes, de l'inflexibilité. Un manque de kapha provoque la déshydratation, des brûlures d'estomac dues au

manque de lubrification qui nous protège des acides.
Les attributs de Kapha sont : FROID, HUMIDE,
LOURD, MOU, COLLANT, DOUX, FERME
Le site de Kapha est premièrement, dans la poitrine,
puis, dans la gorge, la tête, le nez, l'estomac, le
pancréas, les cotes, la lymphe, le tissu adipeux.

La pratique du Soin traditionnel Champissage permet
ainsi d'harmoniser et équilibrer les différentes
humeurs, et mouvements d'énergies pour arriver
enfin au bien être et à la relaxation.
De nos jours, en Inde, il est considéré comme
obligatoire pour de futurs époux de recevoir un Soin
traditionnel Champissage à l'huile essentielle avant
leur cérémonie de mariage.
Ce Soin est la pièce centrale d'un cérémonial devant
aider les jeunes mariés à se relaxer, puis à augmenter
leur tonus sur le plan mental, tout en promulguant
leur bien être physique afin de leur assurer santé et
fertilité …
Il est aussi de tradition que la future maman en fin de
grossesse, reçoive ce massage afin de l'aider à
surmonter les efforts physiques et émotionnels à
venir pendant l'accouchement.
Il en est de même après l'arrivée du bébé, et ce
pendant les 40 premiers jours minimums.
Le Soin hebdomadaire est une tradition familiale
indienne pour la majorité de la population et ce
jusqu'à un âge avancé.
Le Soin traditionnel Champissage, aussi appelé
« massage » crânien indien (en anglais indian head

massage), tel qu'il est pratiqué aujourd'hui reste un rituel de toilette.

De génération en génération, les femmes indiennes ont appris de leurs mères cette technique en utilisant diverses huiles comme l'huile de noix de coco, l'huile de sésame, l'huile d'olive, l'huile d'amande douce, ou l'huile de moutarde afin d'entretenir leur chevelure et apporter bien être et relaxation.

D'ailleurs, les hommes sont aussi choyés puisqu'il est de coutume de se voir proposer un massage Champissage chez le coiffeur.

Cette technique plus stimulante et énergique que la version féminine, est totalement intégrée dans leurs prestations auprès de la clientèle masculine.

Ainsi les mères transmettent à leurs filles une version privilégiant l'entretien et la beauté de leur longue chevelure, tandis que les pères apprennent à leurs fils une technique leur permettant de garder une chevelure vigoureuse et saine jusqu'à un âge avancé .

De plus, la technique a évolué et le Soin Champissage ne se confine plus seulement à la tête .

Sous l'influence des occidentaux toujours plus pressés et stressés, la technique s'est étendue pour atteindre d'autres parties du corps particulièrement vulnérables aux tensions comme la nuque et le cou, les épaules et la partie supérieure des bras ainsi que le visage pour devenir une méthode moderne de relaxation et de gestion du stress à part entière !

Il a l'avantage aujourd'hui d'être devenu une méthode peu onéreuse, rapide et efficace pour la personne ne désirant pas se déshabiller par pudeur ou par conviction religieuse, étant facilement accessible de par sa position assise, il est idéal pour les seniors, les personnes souffrant de handicap   ou les enfants.

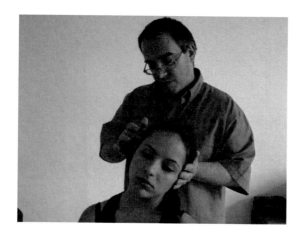

Les bienfaits du Soin traditionnel Champissage :

Bien que les techniques utilisées lors d'une séance de massage Champissage n'aient aucune valeurs médicales, thérapeutiques, ou soient associées à des techniques de gymnastique de rééducation physique ou travail de kinésithérapeute, force est de constater suite à de nombreuses études effectuées au Royaume Uni et aux USA que le Soin traditionnel Champissage contribue à la relaxation et au bien être de celui qui en bénéficie aux niveaux physiologique et psychologique.
Il a été remarqué certains résultats, au fil des années, lors de diverses études. Les voici, sous formes d'un tableau récapitulatif à titre purement indicatif.

Actions	Bienfaits
Augmente le flux sanguin au niveau de la tête, du cou, des épaules	Alimente les tissus et renforce le retour en santé Améliore la circulation sanguine, meilleure distribution des nutriments et de l'oxygène par les artères et facilite l'élimination des toxines par le système veineux
Augmente la circulation lymphatique au niveau de la tête, du cou et des épaules	Contribue à l'élimination des déchets et des toxines Réduit les Oedèmes Stimule le système immunitaire

Détend les fibres nerveuses et musculaires de la tête, du cou et des épaules	Elimine les tensions et la fatigue musculaire Facilite la flexibilité et peut contribuer à la disparition des maux de tête et courbatures
Réduit les inflammations des tissus musculaires	Contribue à l'élimination des douleurs et tensions aux articulations
Réduit la stimulation du système nerveux sympathique	Ralentit et régule la respiration profonde Ralentit le rythme cardiaque et la pression artérielle Réduit le stress et l'anxiété
Active le système nerveux parasympathique	Aide le corps de manière générale à trouver le repos, à entrer en phase de relaxation et à trouver le sommeil
Facilite la circulation sanguine vers la peau, le cuir chevelu et les cheveux	Facilite et encourage le cycle de régénération des cellules, améliore l'état de la peau et du cheveu en général
Augmente l'apport d'oxygène au cerveau	Réduit la fatigue mentale, facilite la concentration et accroît la productivité intellectuelle
Stimule la production d'endorphines par le cerveau	Facilite l'élimination du « mal de tête », réduit le stress émotionnel et stimule le retour à la « bonne humeur »

Active la circulation des énergies dans le corps	Facilite le retour au calme intérieur et contribue à promouvoir le retour au bien être physique et mental

Avant de poursuivre plus loin en avant, il serait bon d'évoquer l'anatomie des zones en contact pendant le Soin traditionnel Champissage afin de comprendre pleinement les influences physiques, physiologiques et émotionnelles de cette technique sur l'Etre humain !

Anatomie et physiologie autour du Soin traditionnel Champissage :

Ce chapitre n'a nullement la prétention d'être un traité d'anatomie, il est juste là pour vous éclairer dans les « grandes lignes », et vous faire comprendre de manière rapide, toute la complexité de cette merveilleuse machine qu'est le corps humain !

C'est pour cette raison que nous aborderons uniquement les zones en contact pendant une séance de massage traditionnel Champissage.

La peau :

La peau est le plus large organe du corps humain, et représente notre protection principale face au monde extérieur.
Chaque peau est différente en texture, couleur, condition et elle permet par observation de se faire une première impression de l'état en santé de la personne recevant le massage.
La peau est constituée de 2 couches de cellules l'épiderme et le derme, qui sont eux même constitués de 2 sous couches :

La couche cornée et la couche basale pour l'épiderme, la couche granuleuse et la couche réticulaire pour le derme pour conclure ensuite par le tissu sous – cutané.

Afin de savoir sous quelles conditions l'on peut effectuer un massage Champissage ou ne pas l'effectuer, il est bon de connaître quels peuvent être les facteurs de troubles pour la peau :

L'alimentation :

Une alimentation saine est nécessaire pour conserver naturellement une belle peau car elle peut être considérée comme un des « baromètres » général de notre bien être.
La vitamine A aide à l'entretien des tissus et prévient sècheresse et vieillissement prématuré de la peau.
La vitamine B aide à conserver une bonne circulation sanguine, entretenir la coloration de la peau et prévenir l'oxydation des cellules.
La vitamine C est essentielle dans la conservation d'un bon niveau de collagène dans la peau.

L'eau :

Boire un minimum de 2 litres d'eau par jour permet de faciliter l'élimination des toxines, entre autre, par la peau.

Stress et tensions :

Lorsque l'on est sujet au stress et aux tensions nerveuses, la peau devient plus sensible et l'on peut voir apparaître des allergies ou lésions cutanés.

Exercice :

Pratiquer un exercice physique régulièrement permet de renforcer la circulation sanguine, augmenter l'apport en oxygène et améliorer le flux sanguin.

Alcool :

La consommation d'alcool a un effet déshydratant pour la peau, tout en provoquant la dilatation des vaisseaux sanguins et contribue au stockage de toxines.

Fumer :

Affecte aussi les cellules de la peau et détruit les vitamines B et C, importantes pour l'équilibre de la peau.

Les hormones :

Les différentes étapes de la vie et les changements hormonaux qui les accompagnent, ont naturellement un effet sur la peau.
A la puberté, le changement hormonal provoque souvent une altération de l'état de la peau.
Au moment du cycle menstruel, le réajustement du niveau d'hormones peut provoquer des éruptions cutanées.
Pendant la grossesse, des changements de pigmentation apparaissent sur la peau et disparaissent après l'accouchement.
A la ménopause, l'activité des glandes sébacée devient réduite et la peau devient plus sèche.

L'age :

Le processus naturel de vieillissement affecte l'état de la peau.
A partir du milieu de la trentaine, la peau perd sa fermeté et de plus en plus de rides apparaissent.
De 40 à 50 ans les rides se creusent, les muscles perdent de leur tonicité et la peau a tendance à s'affaisser.

Les tissus perdent de leur connectivité ainsi que de leur élasticité et deviennent moins fermes, la peau devient plus fine. De plus, le processus de régénération des cellules devient de moins en moins performant, avec le vieillissement la peau s'assèche .

Fonction de la peau :

La peau est une barrière physique protégeant les tissus internes des agressions.
La kératine, présente dans la composition de la peau, est une protéine permettant l'imperméabilité de celle ci, aidant à garder nos fluides dans l'organisme et empêchant les corps étrangers d'y pénétrer.
La peau procure aussi une protection limitée face aux ultra violets par l'intermédiaire de cellules appelées les mélanocytes positionnées dans l'épiderme.

Les sécrétions acides (transpiration) de la peau sont connues comme étant une barrière naturelle contre les corps étrangers (bactéries et virus).
Etant une extension du système nerveux, la peau reçoit des stimuli et pressions, douleurs et température de l'environnement extérieur et amène l'information jusqu'au système nerveux central.
Ainsi, la peau aide aussi à la régulation de la température du corps.
Lorsque le corps perd trop de chaleur les vaisseaux sanguins capillaires, sous la surface, de la peau se contractent de manière à conserver la chaleur à l'intérieur du corps et conserver les organes vitaux à la bonne température.

Lorsque le corps est trop chaud (fièvre, consommation intense de calories pour cause d'effort), les vaisseaux capillaires se dilatent pour permettre un flot sanguin plus important afin d'évacuer l'excédent de chaleur par les glandes sudoripares en produisant de la sueur, aidant ainsi à réguler la température ambiante du corps.

La peau n'est pas un organe majeur du système d'élimination du corps, elle ne permet l'élimination uniquement que par la transpiration.

Les glandes sécrétrices appelées glandes sébacées produisent du sébum, substance huileuse, sur la peau servant de lubrifiant afin de conserver la peau douce et élastique.

Localisée dans la peau une partie des molécules sont transformées sous l'influence des rayons ultra violets, en vitamines D et absorbées par les vaisseaux sanguins afin d'être utilisé par l'organisme pour participer à la maintenance des os, en aidant à l'absorption du calcium et du phosphore.

En pratiquant de manière régulière le massage Champissage, vous pourrez vous apercevoir d'une amélioration de l'état de santé de votre peau. Et de votre chevelure.

En favorisant la circulation sanguine par le massage Champissage, à terme, l'on augmente l'apport nutritionnel aux cellules, tout en stimulant leur régénération et facilitant l'élimination des toxines par l'organisme.

Les cellules mortes obstruant les pores de la peau sont aussi évacuées par l'action du massage qui permet ainsi à la circulation sanguine de mieux se répartir sous la peau et améliorer l'alimentation de la peau et du système capillaire.

Les cheveux et les poils :

Le poil est une extension sur la peau qui grandit à partir d'une espèce de sac dermique appelé follicule. Sa fonction première est d'être une barrière protectrice des rayons du soleil, sur le crane et des particules étrangères en ce qui concerne les sourcils, les cils, les poils du nez

Les poils et les cheveux sont tous deux composés de kératine (protéine).
Les cheveux se composent de trois parties : la pointe, la racine, le bulbe à l'extérieur.
A l'intérieur, les cheveux sont composés de trois enveloppes.
Le cycle de croissance est approximativement de 4 à 5 mois pour les cils, et jusqu'à 7 ans pour les cheveux .

Facteurs de perturbation des cheveux :

Nous savons tous que l'aspect de notre chevelure nous en apprend beaucoup sur ce que nous sommes et ce que nous ressentons....
Des cheveux brillants, plein de vitalité sont synonymes de bien être !!

Des facteurs tels que la nutrition, l'age, le niveau d'hormones mais aussi, notre énergie vitale déterminent directement leur apparence .

La nutrition :

Pour avoir une saine chevelure, il est important de consommer des protéines, des vitamines B et C, des minéraux (fer, zinc), quant aux vitamines B5 et A, elles contribuent au bien être du cuir chevelu et des cheveux.

Influences hormonales :

Les cheveux sont parfois affectés par les changements hormonaux tels que la puberté, la grossesse, la ménopause et peuvent devenir plus gras pendant le cycle menstruel, ou plus secs pour cause de dérèglement thyroïdien et peuvent même chuter pendant et après la grossesse.
La chute des œstrogènes pendant la ménopause à généralement un effet désastreux sur l'état de la chevelure.

Agressions :

Permanentes et teintures fréquentes altèrent la qualité de la chevelure, qui est aussi souvent victime de l'utilisation fréquente de shampoings à base de détergents corrosifs qui détériorent et assèchent aussi le cuir chevelu.

Stress et tension :

Les tensions du cuir chevelu peuvent réduire l'irrigation de celui-ci et ralentir l'apport en nutriment et oxygène jusqu'à sous alimenter la racine du cheveu.

Allergies :

L'utilisation abondante et prolongée de produits chimiques corrosifs sur le cuir chevelu et les cheveux peut causer une sensibilisation extrême du cuir chevelu.
Elle est fréquemment la cause lors de l'apparition chronique de pellicules sur le cuir chevelu.

Contre-indications et précautions :

Malgré le fait que le Soin traditionnel Champissage soit une technique de « Toucher » extrêmement sure et efficace, il est important de se rappeler les points suivants :
Il y a des conditions dans lesquels le massage Champissage n'est pas recommandé .

La connaissance de ces conditions permet au praticien de massage traditionnel Champissage, d'être efficace et professionnel .

Fièvre ou température du corps élevé :

En effet, par le massage on peut contribuer à propager les agents infectieux par la stimulation de la circulation sanguine et de la peau.

Maladies contagieuses :

Du fait de l'état de contagion, éviter d'être en contacte avec la personne contagieuse.

Infection du cuir chevelu ou de l'épiderme :

La propagation de l'infection peut être amplifiée par la stimulation que provoque le massage.

Infection des yeux et de la zone orbitale :

Toute action de massage peut accentuer les infections et autres problèmes de la zone orbitale jusqu'à affecter la vue du receveur.

Il est important que le praticien ne soit pas en contacte directe avec les lésions altérées et toutes infections devraient faire l'objet d'une consultation chez le médecin traitant.
De plus, les conditions suivantes sont à surveiller tout particulièrement !

Récente hémorragie :

Que l'hémorragie soit interne ou externe, toute stimulation par le touché devrait être évitée à tout prix afin de ne pas déclarer ou aggraver tout écoulement sanguin.

Intoxication (d'origine alcoolique ou narcotique) :

Il est préférable de ne pas stimuler le flux sanguin par un Soin Champissage lorsque le receveur est sous l'emprise de l'alcool ou de drogues.

Choc récent à la tête ou au cou :

En cas d'accident récent ayant entraîné un choc ou une commotion à la tête ou au cou, il est déconseillé de pratiquer un Soin Champissage afin de ne pas exacerber les inflammations, douleurs éventuelles, ou autres traumatismes.
Toutefois, dans le cas de vieilles blessures ou chocs, le Soin traditionnel Champissage permettra l'amélioration de l'état de la cicatrice, atténuer la douleur, accélérer le processus de cicatrisation en apportant une certaine flexibilité à la peau.
Il est de toute façon, préférable de consulter son médecin traitant si un doute persiste.

Opération chirurgicale récente :

Suivant la localisation de l'opération, il est préférable de consulter son médecin traitant.

Pour les problèmes cardiovasculaires , ou liés à la circulation sanguine , il est nécessaire d'avoir l'accord préalable du médecin traitant avant de pratiquer un Soin traditionnel Champissage, car la stimulation crée par le massage, augmente le flux sanguin et augmente donc les risques de thrombose.

Pressions artérielles importantes :

Les personnes souffrant de pression artérielle élevée devraient toujours consulter leur médecin traitant avant de recevoir une séance de touché structuré (quelle que soit la forme de celui ci) car malgré leur traitement médicamenteux, elles restent une population " à risques ".
Les personnes sous traitement médicamenteux pourraient se retrouver en hypotension posturale et ressentir quelques vertiges après une séance de Soin traditionnel Champissage.
Le praticien de Soin traditionnel Champissage doit donc être attentif aux réactions du receveur et ne pas hésiter à suspendre la séance si cela s'avère nécessaire.

De plus, un soin tout particulier doit être apporté au « levé » du receveur qui doit être lent, par palier et en conscience, après une séance de Soin Champissage, afin d'en retirer tous les bienfaits.

Disfonctionnement du système nerveux :

Les personnes souffrant de dysfonctionnement du système nerveux devraient consulter leur médecin traitant avant de recevoir une séance de touché structuré.
Néanmoins, une pratique légère du Soin traditionnel Champissage serait indiqué afin d'apporter bien être et relaxation aux personnes victimes de problèmes cérébraux, scléroses, ou maladie de Parkinson, afin d'atténuer les spasmes et permettre de réduire une certaine rigidité des membres.

Epilepsie :

Il est important de consulter votre médecin traitant afin d'établir clairement le type d'épilepsie et la possibilité de pratique d'une forme de touché structuré au vu des risques que pourrait provoquer une stimulation de la circulation sanguine, des tissus, ou un état de relaxation profonde qui pourrait provoquer des convulsions (bien que cela n'ait jamais été prouvé).

Dans tous les types d'épilepsie provoqués par les odeurs, prendre un soin tout à fait particulier par rapport à l'utilisation d'huiles essentielles.

Diabètes :

Suivant le type de diabète, le receveur peut être sujet à des crises d'artériosclérose, forte pression sanguine ou œdème.

Dans tous les cas, il est nécessaire de porter une attention particulière aux points de pression effectués afin de ne pas incommoder le receveur qui due à sa condition risquerait de souffrir d'une perte de ses facultés sensorielles.

Si le receveur prend de l'insuline, veiller à prendre connaissance des zones d'injection afin de ne pas accentuer la douleur susceptible d'être ressentie dans ces zones.

Veiller à ce que le receveur ait son kit d'injection à portée de main, en cas d'urgence !

Cancers :

Avant de pratiquer un massage traditionnel Champissage sur une personne souffrant de cancer, il est préférable de consulter le médecin traitant afin de s 'assurer de l'éventualité de contre-indications. Toutefois, il est peu probable que la pression de ce Soin sera suffisante pour stimuler la lymphe et favoriser la diffusion des cellules cancéreuses.

Si le touché n'est pas contre – indiqué, il est vivement recommandé de ne pas stimuler les parties du corps exposées aux rayons lors des séances de thérapie, afin de ne pas stimuler les tumeurs malignes, spécialement lors de cancer de la peau.
Le massage traditionnel Champissage, sera toujours bénéfique car en aidant le receveur à atteindre un état de relaxation profonde, il contribue à stimuler et renforcer le système immunitaire du receveur.

Problèmes de peau :

Un soin particulier doit être apporté à l'état de santé de la peau du receveur.
Le praticien de massage traditionnel Champissage doit être attentif à ne pas perturber, abraser, stimuler des zones nécrosées de la peau.

Allergies :

S'assurer que le receveur n'est pas allergique à aucune des huiles essentielles utilisées pendant la séance de Soin traditionnel Champissage.

Traitement médicamenteux :

Certains médicaments peuvent inhiber ou modifier les sensations du receveur pendant la séance de Soin, en particulier, en ce qui concerne les sensations de pression, inconfort, ou douleur.
Si un doute subsiste, consulter le médecin traitant.

Migraines :

Ne pas effectuer de massage traditionnel Champissage lors d'une crise aiguë de Migraine. Le receveur pourrait souffrir de nausées, hallucinations, mal de tête important et même vomissements .
Aussi, il est préférable de laisser le receveur se reposer et remettre à plus tard la séance, une fois la crise passée .

Mais le massage traditionnel Champissage (appelé communément Massage Crânien Indien) peut être recommandé en prévention de migraines et mal de tête liés à un état de STRESS.

Grossesse :

L'état de grossesse n'est pas une maladie et ne constitue pas une contre – indication, sauf en cas de complications.
Toutefois, une attention particulière est à apporter à une receveuse enceinte et l'on doit tout d'abord veiller à son confort pendant le massage.
Il est recommandé de savoir si la receveuse souffre d'hypertension artérielle, ou d'autres problèmes liés à sa grossesse.
En ce cas, il est bon de réduire la durée du massage traditionnel Champissage, ainsi que la pression de touché exercée, suivant les besoins de la future maman.
En cas de doute, consulter le médecin traitant.

En conclusion de ce chapitre, j'aimerai ajouter qu'il est primordial de ne prendre aucun risque, même si le Soin traditionnel Champissage reste une technique de touché structuré non thérapeutique, et très sure … comme tout acte de touché, il entraîne des réactions d'ordre physique dans un premier temps, mais allant bien au-delà, jusqu'à l'émotionnel, la psychosomatique …voire le spirituel.

Aussi, avant toute séance de Soin détente, le praticien devra toujours avoir à l'esprit que l'acte de touché et plus particulièrement le massage traditionnel Champissage n'est pas anodin et va au-delà de toutes les formes de communication

que nous sommes habitués à utiliser dans notre vie de tous les jours.

C'est pourquoi, si pour une raison ou une autre ce jour ci je ne suis pas « en phase » ou que tel « client » ne « passe » pas …je n'hésite pas à annuler la séance et explique toujours ma décision, afin de ne pas créer d'interférence négative entre moi et le receveur.

Dans tous les cas, je garde à l'esprit que de plus, je ne suis pas docteur en médecine (allopathique), donc je garde toute mon humilité ne faisant jamais ni diagnostique, ni pronostique et si j'en éprouve le besoin, je n'hésite pas à demander conseil auprès d'un confrère plus expérimenté que moi ou je consulte le médecin traitant de mon « client ».

C'est en portant une attention toute particulière à ces quelques règles déontologiques que nous réussirons à convaincre les professionnels de santé que nous ne cherchons pas à leurs « piquer » leurs patients mais à travailler à leur coté, en amont, pour apporter bien être et relaxation, combattre le stress et autres mal êtres dits « de civilisation » et ainsi peut être leur permettre d'apporter toutes leurs compétences et leur attention à ceux souffrant manifestement plus.

Car en général après une séance de massage traditionnel Champissage, on se sent :

Dans un état de fatigue immédiate, (due à l'élimination d'un gros flux de toxines par l'organisme) qui laissera la place ensuite à un état de « ré-énergisation » complète !

En pleine possession de ses moyens, avec un sentiment grandissant d'attention, de regain d'énergie, de stimulation due à l'application du massage.

Calme et tranquille, reposé, en complète relaxation, conscient d'une paix intérieure due à la « ré-énergisation » et à la stimulation des Chakras.

Emplie de pensées positives, le moral renforcé par un état de mieux être après la séance.
Grâce à ce simple touché structuré de la tête, du cou, des épaules alliant des connaissances anciennes et les techniques nouvelles aidant au rééquilibre des énergies et au déblocage de tout nœud d'énergie négative.

Les bienfaits :

Sentiment de calme et r
Dispersion des toxines des muscles noués.
Stimulation de la circulation sanguine et du système lymphatique.
Développe la concentration et la rapidité d'esprit.

Le massage traditionnel Champissage peut aussi avoir des effets bénéfiques pour :

Problèmes oculaires.
Problèmes liés aux oreilles.
Insomnie.
Engourdissement du cou ou des épaules.
Sinusites et congestion nasale.
Problème du cuir chevelu.
Fatigue mentale.
Anxiété.
Stress et fatigue nerveuse.

Ne pas oublier ! :

Que vous décidiez de pratiquer cette méthode holistique de bien être et de relaxation pour le plaisir de « faire » le bien auprès de votre entourage personnel ou professionnel, ou que vous vouliez en faire votre métier, il est important de suivre quelques règles déontologiques, que je qualifierai pour ma part de règles de base vous permettant de pratiquer votre séance toujours dans les meilleures conditions de sécurité et de respect afin que ce moment reste pour le receveur comme pour vous un moment privilégié d'échanges et de bien être .

Soigner votre image de praticien:

Se laver les mains avant et après chaque séance de massage traditionnel Champissage.
Si vous n'avez pas accès à un point d'eau, utilisez des lingettes jetables.

Ne pas porter de parfum qui puisse affecter votre client ou déclarer une allergie.

Etre un bon détective :

Personne ne connaît mieux votre client que lui (elle) même, toutefois, ils (elles) ne vous divulgueront pas toutes les informations nécessaires afin de réaliser votre évaluation.
Si vous ne posez pas les bonnes questions.
Ayez votre questionnaire évaluation de santé prêt et n'hésitez pas à passer la première partie de la session a questionner votre client lors d'une conversation informelle.

N'essayez jamais d'être ce que vous n'etes pas :

Ne jamais prescrire ou faire de diagnostique, car ce sont des actes médicaux réservés aux docteurs en médecine, membre de l'ordre des médecins.
Si pour une raison quelconque, vous doutez de la condition de votre client, n'hésitez pas à renvoyer votre client vers son médecin traitant.

Soyez à l'écoute des ressentis de votre client :

Nous souffrons tous de temps en temps de divers symptômes dus au froid ou autre, aussi, garder à l'esprit que votre client ne réagit peut être pas de la même manière que vous à la douleur ou à la maladie.

Soyez sympathique & compréhensif (ve) :

Votre client est peut être timide ou au contraire très extraverti…
Dans tous les cas, faites de votre mieux pour le (la) mettre à l'aise.
Toujours demander à votre client, s'il apprécie la musique ou non, offrez de l'eau minérale ou du thé vert avant et après la séance.

Ayez confiance en vos compétences :

Si vous n'avez pas suffisamment confiance en vous-même et en vos compétences, votre client le sentira et peut s'en inquiéter.
Toujours s'attendre à l'inattendu et vous ne serez jamais pris au dépourvu !!

Apprenez à écouter votre ressenti intérieur :

Rappelez-vous que vous offrez un service de bien-être, aussi il est important que vous soyez à l'écoute de votre ressenti envers votre client et aussi envers votre propre intuition.
Aussi, n'hésitez pas à refuser un rendez-vous si vous ne vous sentez pas à « 100 % », apprenez à respecter la frontière entre travail et vie privée et entretenez votre propre bien-être.

Assurance :

Soyez sur d'être totalement professionnellement assuré auprès d'une compagnie de renom.

Devoir de confidentialité :

Respectez la confiance que vos clients placent en vous .
Il est capital que vous respectiez la vie privée de vos clients et gardiez en toute confidentialité les informations que l'on vous communique.
Si pour des raisons personnelles, vous étiez mal à l'aise ou blessé dans votre intégrité par certaines informations révélées par votre client, n'hésitez pas à le lui expliquer et le (la) référer à un(e) confrère ou consœur.

CONTRE INDICATIONS :

la cliente est enceinte de 3 mois et plus
le client est sous l'emprise de l'alcool ou de la drogue
le client a de la fièvre ou est malade
le client a eu un accident récemment ou est encore sous
contusion
il souffre de maladie infectieuse
il souffre d'inflammation sévère
il souffre d'allergie ou de problèmes de peau localisés dans la
zone de Soin
il porte un appareil d'aide cardiaque

**DANS LE DOUTE, DEMANDEZ A
QUELQU'UN QUI SAIT…**

NE PRENEZ PAS DE   RISQUES !!!

<u>PRIMUN NON NOCERE</u>

Hippocrate

HUILES ET CREMES :

Lors de séance de massage traditionnel
Champissage, on utilise traditionnellement des huiles
de moutarde ou de sésame.
On peut aussi utiliser les huiles ci-dessous :

huile d'amande :
Huile populaire en Europe, hydrate la peau aide au
« re-équilibrage » de l'organisme.

Huile d'olive :
Une bonne alternative à l'huile de sésame.
Cette huile a les propriétés de réchauffer le corps,
aide à réduire les peines musculaires, aide à réduire
les gonflements.

Huile de moutarde :
Utilisée abondamment dans le Nord ouest de l'Inde,
a la propriété de réchauffer l'organisme.

Huile de sésame :
Hydrate la peau, réduit les peines musculaires, aide
la peau à retrouver sa souplesse.

Techniques de Massage traditionnel Champissage

En toute simplicité, invitez votre client à s'asseoir sur une chaise sans accoudoir, le dossier n'étant pas plus haut que le milieu du dos.
Demandez à votre client de retirer bijoux et boucles d'oreilles.
Positionnez-vous derrière votre client.
Posez délicatement vos mains sur les épaules de votre client et demandez-lui de prendre 3 respirations profondes pour se relaxer et vous permettre d'entrer en connexion avec lui (elle) .
Pour des raisons d'image et de commodités professionnelles, (car il se peut qu'il n'y ait pas de chaise à petit dossier dans les locaux ou vous intervenez), vous pouvez utiliser une chaise ergonomique de massage.

TECHNIQUES DE MASSAGE DES EPAULES ET DU COU :

Tenir le front de votre client avec la main que vous n'utilisez pas lors du « Touché » en tenant compte de la force de pression exercée sur le receveur.

Commencer par l'occiput (base du crane) en utilisant vos doigts (majeur et index) faites des mouvements circulaires jusqu'au bas du cou de chaque coté de la colonne vertébrale, passer 5 secondes pour chaque position en effectuant de lents mouvements des doigts en descendant de 2 cm en 2 cm.
Arrêter en arrivant en haut des épaules, puis recommencer.
Répéter 3 fois de chaque coté.
Recommencer à la base du crane, faites glisser votre pousse du haut du cou jusqu'au bas du cou puis le long de l'épaule.

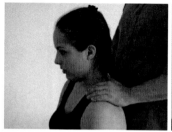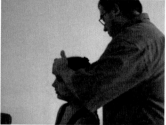

Répétez 3 fois de chaque coté en vérifiant que la
pression est supportable par le receveur.
Répétez 3 fois les 2 techniques précédentes en les
réunissant en un seul mouvement.
Puis, cette fois-ci, en commençant à la base du crane,
descendez et faites glisser votre pousse de haut en
bas du cou, pivotez pour faire glisser le pouce
jusqu'au milieu de l'omoplate.
Répétez cette opération 3 fois.
Commencez du milieu du cou, sous l'occiput, faites
glisser votre pouce le long de la colonne vertébrale
et ce jusqu'au milieu du dos.
Répétez les 3 positions le long de l'épaule.
Commencez du cou, descendre jusqu'au milieu des
épaules puis le long de l'arête de l'épaule.
En utilisant vos pointes de doigt, tirer les muscles des
épaules vers l'arrière, Répétez cet exercice 3 fois.

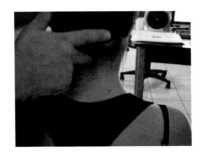

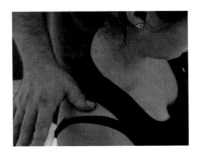

Cette fois, malaxer doucement le muscle vers l'avant, en travaillant depuis l'arrière.
Répétez l'exercice 3 fois.
En utilisant le pouce et les doigts ensemble, (en faisant attention a ne pas pincer la peau du receveur au niveau des épaules) faites un effleurement sur le haut d'épaule.
Répétez cet exercice 3 fois.
Pressez les bras du receveur en 3 points.
En haut des épaules.
Au milieu des épaules.
Juste au-dessus du coude.

Puis, remontez les épaules vers les oreilles, maintenez les un instant avant de les laisser retomber de tout leurs poids.
Répétez cet exercice 3 fois.

Rotation d'épaule :
Placer la main droite du receveur sur son épaule gauche et maintenez la en place avec votre main gauche.
De la main droite, former une série de 3 cercles dans un sens, puis dans l'autre. En dirigeant la séquence par le coude avec votre main droite.
Remuez l'épaule le plus doucement possible, faites le même exercice avec la 2ième épaule.

Tournez la tête du receveur vers la gauche et en maintenant vos mains à la base du crane, en glissant votre pouce au bas des oreilles, vos paumes de main reposant le long des mâchoires, de chaque coté de la tête.
Répétez cet exercice 3 fois.
Puis, faites le même exercice du coté droit.
Cet exercice permet d'éliminer les tensions nerveuses des muscles du cou.

Brushing :

Utilisant vos doigts comme un peigne, passez votre main dans la chevelure du receveur en stimulant doucement le cuir chevelu, puis, le cou et les épaules.

Puis avec la main à plat, caressez doucement l'enveloppe corporelle énergétique du receveur du haut de la tête (chakra couronne) aux épaules.
C'est un exercice procurant une très grande relaxation.
Effectuez cet exercice 3 fois.

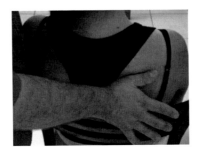

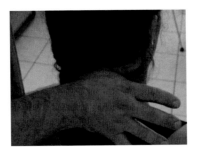

Techniques de massage du cuir chevelu :

Si le receveur est sujet à des crises d'épilepsie N'effectuez pas les exercices 3 a 7.

Mettre les cheveux du receveur à plat, si nécessaire, maintenir la tête du coté gauche avec votre main gauche.

Travaillez du coté droit avec la main droite en brossant le cuir chevelu en commençant au niveau de l'oreille, en frottant en mouvements circulaires en direction du bord de la chevelure et travaillez d'un même mouvement du haut du crane à l'occiput (base du crane) en un mouvement de zigzag.

Effectuez le même exercice de l'autre cote et Répétez ces exercices 3 fois.

Du bout des doigts, travaillez les mêmes zones que précédemment effectuant des mouvements circulaires afin de légèrement faire bouger le cuir chevelu sur la surface du crane.

Répétez cet exercice 3 fois.

Passez vos doigts dans la chevelure dans un mouvement doux mais ferme, tirer la chevelure sur toute la surface du crane en gardant vos doigts en contact avec le cuir chevelu.

Faites cela pendant une bonne minute.

Ne pas effectuer si le receveur est sujet à des crises d'épilepsie !

En utilisant le pouce et le petit doigt, effectuez des pincements sur toute la surface de la tête couvrant le cuir chevelu.

Ne pas effectuer si le receveur est sujet à des crises d'épilepsie !

Doucement brosser la chevelure utilisant votre main comme un peigne en partant du front jusqu'à la base du crane, faites cet exercice 3 fois.

Tapotez vigoureusement avec la cote de la main fermer en un poing en effectuant un mouvement de rouleau en alternant les 2 cotes sur toute la surface du crane.

Effectuez cet exercice 3 fois.

Tapotez du bout des doigts toute la surface du crane à la manière d'un joueur de piano pendant 1 minute de chaque cote.

Effectuez cet exercice 3 fois.

Tirer doucement mais fermement les cheveux par mèches pendant quelques minutes.

Cet exercice est particulièrement efficace en cas de migraine.

Passer les doigts sur la surface du cuir chevelu a la manière d'un peigne pendant quelques minutes.

Réalisez cet exercice 3 fois.

Placez-vous sur le coté du receveur.

Placez la main à gauche à la base du crane (occiput), et sous le menton.

Puis, doucement soulever la tête pendant quelques secondes et reposer doucement.

Cela permet d'éliminer toutes les tensions de la colonne vertébrale.

Répétez cet exercice 3 fois.

Ne pas effectuer en cas de mal de dos !

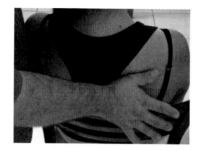

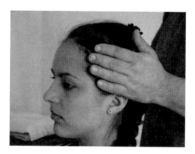

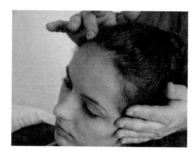

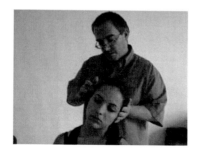

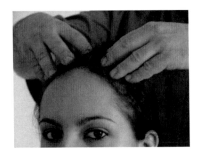

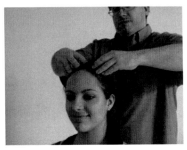

Techniques de massage du visage :

Tenez-vous le plus près possible derrière le receveur afin de lui faire pencher la tête en arrière, qu'elle puisse reposer contre votre corps ou effectuez ce massage sur une table de massage, le receveur étant allongé sur le dos.

En utilisant les extrémités de vos doigts, commencer à stimuler les points d'énergie au milieu du front au-dessus des sourcils (au niveau du point dit du 3ième œil).

50

Appuyez doucement mais fermement en exerçant de petits cercles vers la droite pour les hommes, vers la gauche pour les femmes au nombre de 8.

Bouger de quelques centimètres après chaque série de cercles.

Effectuez le même soin tout autour des sourcils et descendre sur les joues.

Retournez sur la ligne des gencives, puis se diriger vers le menton.

Puis, aller vers l'oreille.

Stimulez doucement les oreilles d'un mouvement ferme mais doux, en allant de haut en bas, 3 fois, puis, stimulez le lobe de l'oreille par 3 pincements doux entre le pouce et l'index.

Puis, faites de même derrière les oreilles en petits mouvements par 3 fois dans un sens, puis dans l'autre.

Mettre les mains jointes comme pour une prière et faites les glisser le long du visage en partant du haut du crane (pont énergétique du Chakra Couronne) vers le menton, de haut en bas et de bas en haut. Effectuez cet exercice 3 fois.

Pour terminer ce Soin traditionnel Champissage, balayez délicatement avec les mains l'enveloppe énergétique du receveur, du haut de la tête jusqu'à la base des épaules.

Si vous pratiquez d'autres thérapies énergétiques (comme le Reiki par exemple) vous choisirez de terminer cette séance de Soin traditionnel Champissage par ce petit extra .

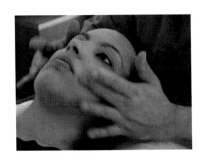

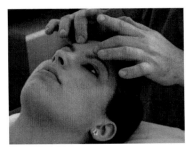

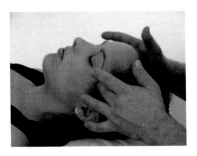

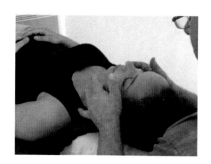

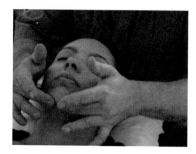

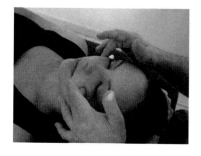

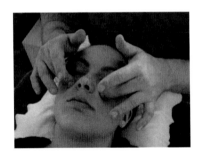

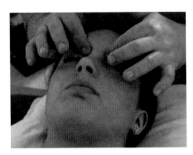

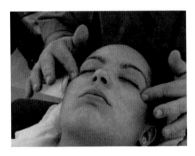

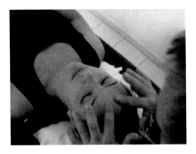

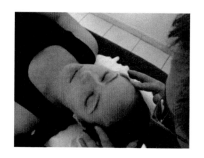

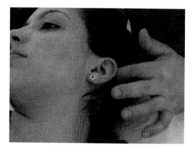

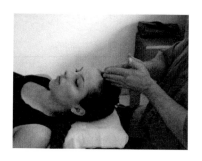

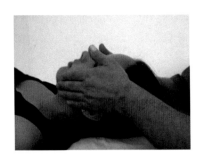

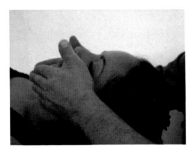

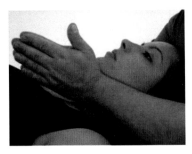

Ainsi, vous remarquerez qu'en stimulant plus particulièrement les points réflexes,
Lors du massage facial, l'on peut améliorer la qualité énergétique des différents organes, et participer au maintien en santé.
En stimulant doucement les points ci dessus, vous pourrez apporter bien être et apaisement au différents organes en activant leur « ki » ou énergie vitale, permettant à terme une meilleure harmonie dans leur fonctionnement.
Ce ne sont ici que les points principaux !
En aucun cas, je ne fais référence à un rétablissement physiologique mais bien énergétique !

Réflexologie énergétique faciale ©:

Riche de nombreuses connexions énergétiques avec le système nerveux central, le visage , le crane et l'oreille sont depuis toujours considérés par la médecine traditionnelle chinoise comme un « condensé » énergétique du corps humain .
Depuis les années 50, époque de la découverte en France de l'auriculothérapie à Lyon, nous savons de source scientifique que des points d'énergie très précisément stimulés permettent de tonifier ou disperser les blocages énergétiques de ces points correspondants à des zones, des organes bien précis du corps humain.
Après de nombreuses expériences, au vu des résultats obtenus et des commentaires émis par mes clients après leurs séances, au fil du temps, j'ai pu élaborer un protocole de bien être et remise en santé naturopathique, issue de l'utilisation des bougies thermo-auriculaires et de la stimulations des zones réflexologiques du visage associant les travaux sur l'auriculothérapie et le travail d'harmonisation énergétique !!
De la stimulation thermo-auriculaire par la bougie d'oreille à la stimulation manuelle sous forme d'acupressure, il n'y a qu'un pas , l'expérience m'a démontré que cela fonctionne bien et permet un mieux être dans de nombreux cas .
Voici ci dessous, les cartes représentant les zones réflexologiques énergétiques qui seront stimuler pendant une séance de réflexologie énergétique

faciale agissant et ré-harmonisant les flux des diverses zones du corps et des organes.

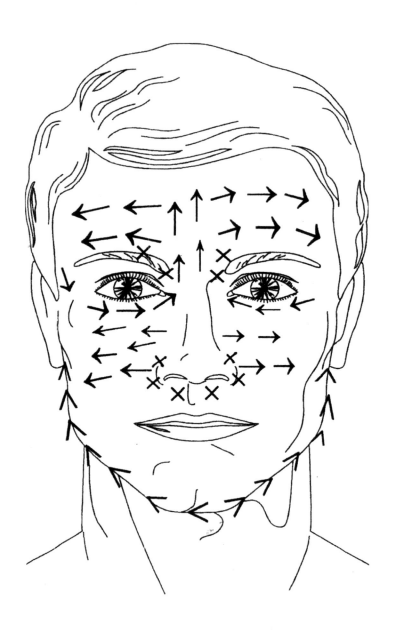

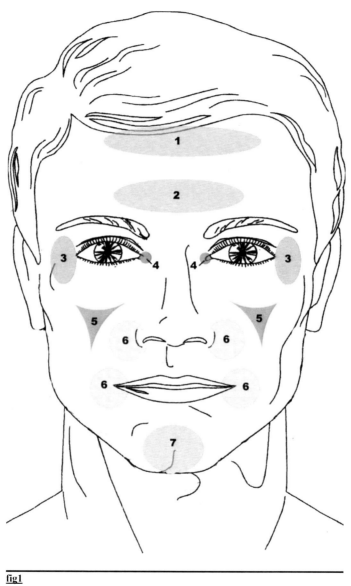

fig1

Correspondance des zones réflexologiques énergétiques :

Figure 1 :

1. Vésicule biliaire
2. Foie
3. Cœur
4. Vessie
5. Estomac
6. Intestins
7. Reins

Correspondance des zones réflexologiques énergétiques :

Figure 2 :

1. Poumons
2. Diaphragme
3a. Estomac
3b. Foie
4. Cœur
5. Rate
6a. Pancréas
6b. Vésicule
7. Reins
8. Cerveaux
9. Plexus solaire
10. Colon

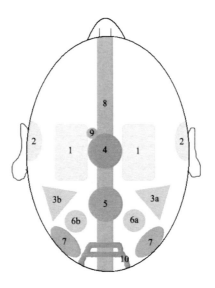

fig2

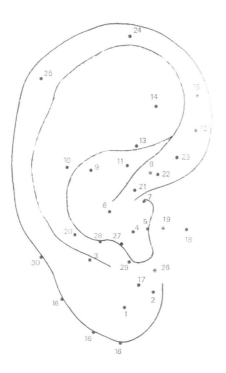

Liste des correspondances entre les points énergétiques et les zones, organes du corps humain :

1. Œil
2. Zone olfactive
3. Maxillaire
4. Poumons
5. Auditif
6. Estomac
7. Gorge
8. Organes de la reproduction : les ovaires et les testicules
9. Pancréas et Rate
10. Cœur
11. Biliaire
12. Zone rectale
13. Sciatique
14. Genoux
15. Rein
16. Trijumeau (5ième nerf crânien divisé en 3)
17. Agressivité
18. Tragus (sorte de mamelon tourné vers l'arrière dans la partie centrale de l'oreille)
19. Peau
20. Epaule
21. zéro
22. Membre inférieur

23. Membre supérieur
24. Allergies
25. Colonne vertébrale
26. Synthèse (point généraliste)
27. Point cérébral
28. Point occipital
29. Génital
30. Médullaire (Moelle épinière et Moelle osseuse)

Que vous pratiquiez à la maison ou à l'extérieur, en amateur ou de manière professionnelle, voici une liste de petits matériels indispensables !!

2 serviettes éponges en coton, 1 rouleau de papier jetable, un gel bactéricide ou sous forme de lingettes pour désinfecter vos mains avant et après la séance ainsi que la chaise, un mélange d'huile d'amande douce et d'huile essentielle de Lavande, une petite horloge pour contrôler votre temps d'intervention, une pince à cheveux pour maintenir les cheveux longs, un peigne (au cas ou !!) , Un diffuseur d'huile essentielle, un lecteur cd, de la musique « zen » . Bien sur, cette liste n'est pas exhaustive et vous pouvez l'adapter à vos besoins personnels et à ceux de vos receveurs.

J'ai voulu faire de cet ouvrage un outil de
« travail » journalier, simple, précis, concret pour
vous permettre de pratiquer ce massage traditionnel
Champissage avec la même philosophie généreuse et
humaniste qu'on le pratique à Londres, Toronto ou
Pondichéry.
Aussi, vous trouverez dans les pages suivantes des
récapitulatifs des mouvements synchronisés pour
toutes les phases du Soin, ainsi qu'un exemplaire de
mon code de déontologie que je vous suggère de
photocopier, remplir signer et me renvoyer (même si
vous n'avez pas participé à mes formations…), un
exemple de questionnaire de bien être que je vous
suggère d'utiliser ou de vous inspirer pour créer
votre propre questionnaire, et enfin une petit traité
consacré aux Chakras et à leur harmonisation, car
vous vous apercevrez vite qu'au-delà du corps
physique, c'est bien souvent le corps énergétique que
le massage traditionnel Champissage permet de
soulager et rétablir en harmonie avec la Nature.

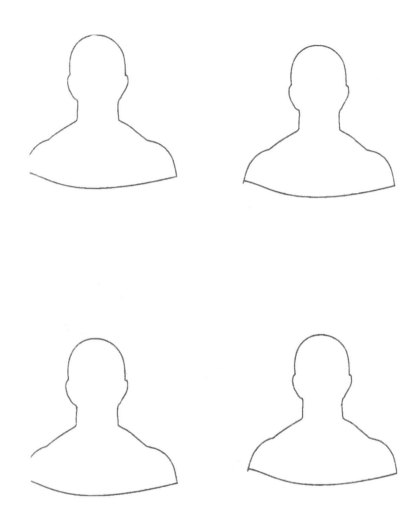

Récapitulatif du déroulement d'une séance

massage traditionnel CHAMPISSAGE

1. COU & EPAULE = occiput ---- moelle épinière.

2. **GLISSER EN L**

3. GLISSER MILEU OMOPLATE & RETOUR DE BAS EN HAUT

4. TIRER LES EPAULES EN ARRIERES & EN AVANT

5. LEVER LES EPAULES & RELACHER

6. PRESSER LES BRAS AUX 3 POINTS

7. ROTATIONS DES EPAULES

8. STIMULATIONS EN CERCLES DERRIERE LES OREILLES

9. BROSSAGE MANUEL DU CUIR CHEVELU

CUIR CHEVELU :

- Frotter
- Petits cercles
- Tapoter (jouer du piano)
- Tapoter en aérant
- Ne pas faire si le receveur est épileptique
- Brossage
- Jouer du piano
- Casser avec les 2 mains jointes
- Ne pas faire si le receveur est épileptique

VISAGE :

- Front
- Sourcils
- Joues
- De l'os de la joue a la mâchoire
- Oreilles
- En forme de prière
- Brossage de la tête

Reiki ou autre séance de traitement par l'énergétique

Vous trouverez dans les pages suivantes, un code de déontologie et un questionnaire de bien être afin de prendre conscience des actes que vous vous préparez à accomplir.

Au-delà, du « toucher » en lui-même, qui n'est jamais anodin , ni sans conséquence , je pense sincèrement que la préparation spirituelle du Don de soi en sa qualité de praticien en massage traditionnel Champissage est primordiale !

Aussi, je vous invite à réfléchir sur vos motivations profondes puis à remplir et signer ce code de déontologie qui vous permettra d'être un lien entre les praticiens passés, vous-même et les personnes qui vous confiront leur mal-être et leur besoin de retrouver un certain bien être !!

Si vous désirez une version sans avoie à détruire votre ouvrage, n'hésitez pas à me contacter directement par émail, je vous en enverrai une en attaché par émail avec plaisir .

Code de déontologie

Je soussigné(e) :
Demeurant à :
Prend l'engagement de :

- Ne pas contrevenir aux lois du ou des pays dans lequel ou lesquels j'exercerai.
- Permettre par tous les moyens en mon pouvoir, la promotion des principes de bien être naturel.
- D'agir ce faisant dans l'intérêt de ceux qui feront appel à mes services.
- De ne jamais divulguer ce qu'ils m'auront confié ou ce que j'apprendrai d'eux dans l'exercice de mes fonctions.
- D'avoir pour guides constants, les impératifs de la morale biologique, le respect de la personne humaine et de la vie.
- De ne pas surestimer mes capacités et de faire appel sans tarder au praticien de Soin, au thérapeute holistique ou au médecin plus qualifié que moi dans les situations délicates.

Fait à   le

Le (la) Récipiendaire   Le responsable
de formation

Questionnaire confidentiel de Bien être pour

Séance de Massage Traditionnel Champissage

Date :

Nom du praticien :

Nom du receveur :

Adresse :

N° téléphone :

Etat civil :

Profession :

Loisirs :

Questionnaire :

Quels sont vos poids & mesures ?

Comment vous sentez-vous ?

Combien d'heure dormez-vous par nuit ?

Consommez-vous des drogues ou de l'alcool :

Fumez-vous ?

Si oui combien de cigarettes par jour ?

Consommez-vous de l'alcool ?

Si oui combien de mesures par jour ?

Havez-vous l'habitude de grignoter entre les repas ?

A d'autres moments ?

Décrivez-moi votre journée type (horaires, nombre d'heures de travail, loisir) :

Consommez-vous du thé noir ou café ?

Combien par jour ?

Etes vous sujet à la pollution électromagnétique (ordinateurs ,télé ,micro onde) Si oui ?
Combien d'heures par jour ?

Etes vous satisfait de votre travail ?

Etes vous satisfait de votre vie en général ?

Pensez vous avoir le control des évènements ?

Souffrez-vous d'un manque de concentration ?

Avez vous des problèmes à vous relaxer et apprécier le moment présent ?

Sous pression rejetez vous les fautes sur les autres ou sur vous même ?

Exprimez-vous facilement vos ressenti quels qui soient ?
Avez vous été récemment affecté par des changements dans votre vie tels que :

- Divorce
- Décès
- Séparation
- Déménagement
- Perte d'emploi
- Départ en retraite
- Naissance
- Mariage
- Problèmes financiers
- Problèmes de santé
- Problèmes important dans votre vie sentimentale
-

79

Suivez-vous actuellement un traitement médicamenteux ?

Etes vous sujet à des allergies ?

Combien de temps marc   ar jour ?

Quelle pratique sportive avez vous régulièrement :

Remarques complémentaires :

Ce questionnaire n'a d'autre objectif que de vous permettre d'y voir plus clair sur les besoins de votre receveur et son historique de santé personnel afin de vous donner l'opportunité de refuser d'effectuer le massage si vous avez le moindre doute sur son état de santé et sa capacité à recevoir ce massage ou une partie de celui-ci .
De plus, n'oubliez pas que la souffrance physique cache parfois un mal être psychosomatique dont il est bon de tenir compte …
Pour mémoire , je vous indique ci dessous les états les plus significatifs :

Abcès : blessures, vengeances.
Accidents : rébellion contre l'autorité, amour de la violence.
Acné : ne pas s'accepter, ne pas s'aimer.
Aérophagie : ressasser des ressentiments.
Alcoolisme : honte, auto rejet.
Allergies : ego vulnérable, fausse sensibilité.
Amygdales : émotions et peurs refoulées , colère enfouie.
Anémie : manque d'intérêt dans la vie.
Apoplexie : rejet de la vie, auto mutilation
Arthrite : amertume, ressentiment
Asthme : hyper sensibilité, tristesse réprimée
Auto maladies : manque de liberté, sentiment d'enfermement

Bégaiement : insécurité, manque d'expression personnelle
Bronchite : environnement troublé et agressif
Brûlures internes : colère, rage intérieure
Cancers : peines secrètes qui détruisent l'être, colère persistante
Cholestérol : peur d'accepter la joie
Cœur : manque de joie, troubles émotionnels de longue date
Congestion : avarice
Cou : difficulté d'expression, colère refoulée
Eczéma : hypersensibilité
Foie : dépression, Maux de tête : tensions, déséquilibre émotionnel
Problèmes de peau : insécurité émotionnelle, besoin d'attention
Problèmes de poids : insécurité, auto rejet, quête de l'amour, sentiments retenus

Ceci ne sont que quelques exemples rencontrés que j'ai pu observer au fil du temps , et bien que ce ne soit pas les causes principales ….. il est souvent question de ces troubles au fil des séances !

Petit traité explicatif des Chakras

Les chakras sont des centres énergétiques répartis le long du corps, de la base de la colonne vertébrale au sommet du crâne. Les chakras sont avant tout des centres de conscience et forment la partie la plus subtile de notre être. Ils représentent notre anatomie énergétique et se trouvent au carrefour de nos structures spirituelles, psychique, énergétique et physique.

Habituellement, ils sont au nombre de sept principaux, mais il y en a d'autres, au niveau des mains, des pieds, des épaules et de chaque articulation. Ils ne font pas partie des organes physiques mais relèvent du corps subtil. Ils sont cependant en relation avec les plexus nerveux, les glandes endocrines et certains organes, selon leur localisation.
De même, toute une activité émotionnelle et psychique leur est associée, ainsi que certains sentiments. Les chakras contrôlent donc la structure et l'activité du corps physique, de l'énergie vitale ainsi que les différents états de conscience. Tous les chakras sont connectés les uns avec les autres et fonctionnent en interdépendance. À eux tous, ils forment l'unité du corps énergétique. Il convient donc, à travers notre pratique du Reiki, de les traiter ensemble et de n'en oublier aucun.

Correspondances :

Septième chakra :SAHASRARA
Situé au sommet du crane.
Influence le corps énergétique et le cerveau.
Conscience universelle et divine, unité et
illumination
Il nous relie au Divin.
Pierre associée : sodalite.
Sixième chakra :AJNA
Situé entre les deux yeux.
Influence le nez, le cerveau, les yeux, le système
nerveux.
intuition, perception intérieure, facultés psychiques
et cognitives .
Pierres associées : jade, sodalite, améthyste.

Cinquième chakra : VISHUDDA
Situé au niveau de la gorge, il influence la glande thyroïde, les oreilles, la gorge.
Communication, expression, créativité , amour .
Pierres associées : serpentine.
Quatrième chakra : ANAHATA
Situé sur la ligne du sternum, il est le centre affectif.
Influence le cœur et la circulation sanguine .
Sentiments, harmonie, amour compassion, bonté, paix.
Pierres associées : agate, œil du tigre, howlite, serpentine.
Troisième chakra : MANIPURA
Situé au niveau du Plexus solaire , il est le centre de toutes les énergies et influence l'adrénaline .
Sensibilité, personnalité, image soi, volonté, puissance glandes surrénales/pancréas.
Pierres associées : corail, cornaline, œil du tigre, jade, améthyste.
Deuxième chakra : SVADHISHTHANA
Sensations, émotions, instincts, sexualité .
Situé entre la zone pubienne et le nombril, stimule la créativité physique et les organes génitaux.
Pierres associées : cornaline, pierre de lune, jade.
Premier chakra : MULHADARA
Stabilité, sécurité, survie, matérialité, équilibre fondamental avec l'énergie de la Terre-Mère.
Situé au niveau du périnée, il influence la digestion et la circulation sanguine.
Pierres associées : corail ,cornaline, jaspe, améthyste, quartz fumé.

Le Prana circule dans le corps en suivant des canaux. Il est dit que le corps contient 84 000 canaux, parfois 360 000, classés en grossiers, subtils et très subtils. Les canaux grossiers sont les vaisseaux sanguins, les nerfs et le système lymphatique. Les canaux subtils ne sont pas physiques mais énergétiques, comme les méridiens du système circulatoire énergétique reconnu en acupuncture.

Les canaux très subtils sont les voies du Prana très subtil. Ils ne peuvent être détectés ni mesurés, mais peuvent être expérimentés directement si l'on apprend à développer cette perception naturelle. Chakra signifie "roue". Les chakras représentent sans doute l'un des aspects énergétiques de l'anatomie les mieux connus en Occident où ils sont souvent utilisés en tant que métaphores pour une croissance psychologique ou spirituelle. Mais les chakras ne sont pas que des métaphores, ce sont de véritables centres énergétiques du corps. Un chakra est simplement un endroit du corps où se croisent les canaux. Étant donné qu'il existe des milliers de canaux, il existe de très nombreux chakras. Toutefois, dans la pratique spirituelle et holistique, on se concentre sur les chakras principaux, lieux où se croisent soit un grand *nombre de* canaux principaux. En imaginant l'entrecroisement de ces nombreuses voies - les canaux rayonnant à partir des intersections - il est facile de comprendre pourquoi les chakras sont représentés par des roues à rayons ou par un lotus dont les pétales forment une roue. De nombreuses pratiques énergétiques demandent au pratiquant de fixer son attention sur des chakras particuliers. Étant donné que le Prana et l'esprit bougent toujours ensemble, diriger l'attention dirige le Prana ; le mouvement du Prana ne pouvant être séparé de l'expérience.

Traitements des "centres d'énergie"

Le traitement des chakras en position assise

L'objectif de ce traitement est d'apporter l'énergie directement au niveau des sept centres majeurs (chakras). On peut l'utiliser à tout moment et particulièrement si l'on manque de temps, en cas d'urgence et/ou pour soulager un état de crise (physique, émotionnelle ou mentale).

La personne est assise sur une chaise, le dos droit et les pieds bien en contact avec le sol. Chaque position sera gardée d'une à trois minutes (ou plus si on le désire et si le patient peut rester en position assise sans effort). Le traitement durera une quinzaine de minutes environ.
1) Mains sur les épaules (prise de contact).
2) Mains sur le sommet du crâne (7 ème chakra).
3) Une main sur le front, l'autre à l'opposé (6 ème chakra).
4) Une main sur la gorge, l'autre à la base de la septième cervicale (5 ème chakra).
5) Une main au milieu de la poitrine, l'autre à la même hauteur sur le dos (4 ème chakra).
6) Une main au niveau du plexus solaire, l'autre à l'opposé sur le dos (3 ème chakra).
7) Une main en dessous du nombril, l'autre à la même hauteur sur le dos (2 ème chakra).
8) Une main au niveau du pubis, l'autre au bas des fesses (1 er chakra).

On peut également poser les mains sur les genoux, puis sur la pliure entre les chevilles et les pieds, pour favoriser un enracinement plus important et ancrer la personne avec la terre.

Harmonisation des chakras en position allongée : harmoniser la conscience dans ses différents aspects

Le patient est cette fois allongée sur le dos (cette pratique peut également être effectuée sur soi-même). Vous allez placer une main au sommet du crâne tandis que l'autre reposera sur le pubis (ou quelques centimètres à distance au-dessus). Quand la sensation de l'énergie sera la même dans les deux mains, vous en amènerez une sur le front, et l'autre à deux centimètres au-dessous du nombril. Puis, quand vous sentirez que les chakras sont équilibrés, vous placerez une main sur la gorge (sans exercer de pression) et l'autre sur le plexus solaire. Enfin, après avoir observé le travail de l'énergie, vous pourrez amener les mains au niveau du chakra du cœur, sur le thorax.

Si vous le désirez, vous pouvez refaire la même chose au niveau du dos, ou inclure les séquences d'harmonisation durant le traitement de base. Laissez-vous guider par votre ressenti et votre intuition, en accord avec le besoin du patient.

Conclusion

Voilà…. , nous arrivons à la fin de ce livre, j'ai voulu démontrer à travers cet ouvrage, que l'on peut aujourd'hui bénéficier d'une séance de soin efficace, relativement rapide, peu onéreuse, apportant une complète relaxation et tout cela sans quitter ses vêtements !

Car ce n'est pas tout le monde qui souhaite apparaître nu ou partiellement dévêtu devant un ou une inconnue, que tout le monde n'a pas 90€ à mettre dans une séance de soin … aussi bénéfique soit-elle !

Ce n'est pas tout le monde qui peut se permettre de prendre une après midi entière pour passer du temps dans un salon ou un institut ….. Et qu'il vaut mieux, à mon avis, se « faire » du bien deux fois dans le mois qu'une seule fois tous les mois, voire tous les deux mois…

Votre bien être et votre maintien en santé n'ont pas de prix. Justement , par le massage traditionnel Champissage, il est enfin possible de permettre au plus grand nombre d'accéder à ce droit fondamental, tout en préservant ce qui aujourd'hui est devenu un incontournable. Votre pouvoir d'achat !

Remerciements :

Enfin, je voudrais remercier tous ceux qui me soutiennent depuis toutes ces années, qui ont été les « lumières » sur ma route par leurs conseils, leur aide bienveillante, ou tout simplement leur présence.

Mes parents , mon fils Régis, mon ami Frédéric Gouillon (merci pour tes conseils , ton écoute, ton professionnalisme , www.i-d-fx.com) , Joanna Shalton (thank you for sharing with me your knowledge & passion for the Champissage), Jiaying (thank you for your help & big heart…), et à tous ceux qui m'ont témoigné leur confiance et fait l'honneur de venir me consulter pour recevoir un Soin traditionnel Champissage que ce soit à Londres ou en France .

Clause de non-responsabilité

Tous les conseils proposés dans cet ouvrage ne sont pas des traitements médicaux, ou des diagnostiques et n'escomptent en aucun cas remplir cet objectif.

En toutes circonstances, il convient de suivre les instructions fournies avec vos bougies thermo auriculaires, et de demander conseil auprès d'un praticien expérimenté et qualifié (ayant suivi une formation professionnelle sur le sujet sanctionnée par une certification).

Toutes les informations contenues dans cet ouvrage n'ont qu'un but, partager les savoirs et expériences de l'auteur sur les techniques de toucher crânien indien, et autres techniques naturelles de bien être pouvant y être associées mais ne remplacent en aucun cas un avis médical ou un traitement à suivre en cas de problème médical particulier.
Ne jamais interrompre votre traitement médical sans l'avis de votre médecin .

<u>Bibliographie et références :</u>

- Indian head massage par Helen Mc Guinness , éditions Hodder& Stoughton (en anglais).
- Ancient indian massage par Harish Johari , éditions Munshiram Manoharlal (en anglais).
- Anything can be healed par Martin Brofman , éditions Findhorn Press (en anglais).
- Anatomy & Physiology par Seeley, Stephens & Tate, éditions McGraw-Hill (en anglais).
- Connaissance du corps humain (préparation aux professions paramédicales) G Marchal Epigones.
- Vers la lumière par Lilla Beck , éditions Dangles., éditions

Tables des Matières :

A propos de l'auteur 2
Avertissements 3
Introduction 5
Histoire et développement 6
Les bienfaits du Champissage 12
Anatomie et Physiologie 15
Contre-indications 23
Techniques traditionnelles 41
Réflexologie énergétique faciale © 58
Récapitulatif du déroulement de la séance 71
Code de déontologie 74
Questionnaire confidentiel « Bien être » 76
Remarques complémentaires 81
Petit traité explicatif des Chakras 83
Conclusion 90
Remerciements 91
Clauses 92
Bibliographies et références 93
Table des matières 94

Renseignements complémentaires :

**Vous désirez recevoir une séance de Champissage ?
Vous êtes intéressé par une formation certifiante ?
Vous désirez assister à un atelier ou une conférence ?**

Merci de prendre contact avec :

Emmanuel ASTIER

www.harmonie26.com
www.harmonie26@gmail.com

© 2009 Emmanuel Astier
Edition : Books on Demand, 12-14 rond-point des Champs Elysées, 75008 Paris
Impression : Books on Demand GmbH, Allemagne
ISBN : 9782810604043

NOTES :